LE DEVELOPPEMENT PHYSIQUE DE L'ENFANT

FACULTÉ DES SCIENCES DE LYON
ANTHROPOLOGIE

LE DÉVELOPPEMENT PHYSIQUE DE L'ENFANT

ÉTUDE SOMMAIRE
DES PRINCIPAUX ÉLÉMENTS D'APPRÉCIATION
DE LA CROISSANCE NORMALE DU CORPS DE L'ENFANT

PAR

LE Dr LUCIEN MAYET

CHARGÉ DE COURS D'ANTHROPOLOGIE A L'UNIVERSITÉ DE LYON

DEUXIÈME ÉDITION

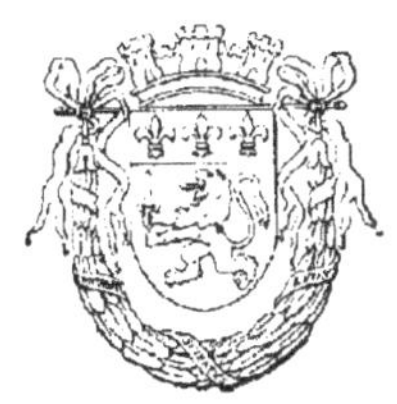

A. POINAT, ÉDITEUR, PARIS
121, BOULEVARD SAINT-MICHEL (Ve)
1913

La publication, en septembre dernier, dans le *Journal médical français*, d'une étude destinée à fournir aux médecins les éléments d'une réponse précise à ces questions si fréquemment posées dans leur pratique en présence d'un enfant :

Son poids est-il suffisant ?

Sa taille est-elle normale ?

Sa croissance apparaît-elle satisfaisante ?

a été accueillie de façon extrêmement bienveillante. De divers côtés on a bien voulu me demander de publier à nouveau, en un fascicule distinct, ces notions d'anthropologie relatives à l'étude de la croissance normale moyenne du corps de l'enfant.

Accéder à des demandes aussi flatteuses était un agréable devoir et je suis tout particulièrement reconnaissant à mon excellent éditeur, M. A. Poinat, de m'en avoir rendu facile l'accomplissement.

L. M.

Lyon, le 30 mai 1913.

LE DÉVELOPPEMENT PHYSIQUE
DE L'ENFANT

L'enfance est cette période de l'existence humaine qui s'étend de la naissance à la puberté. Elle comprend donc, dans notre pays, les douze premières années de la vie pour les filles et les quatorze premières années de la vie pour les garçons. Ou, si l'on préfère, elle représente chez nous un peu moins de treize années chez les filles (puberté précoce), un peu plus de treize années chez les garçons (puberté tardive).

On peut dire encore — comme l'a fait remarquer avec beaucoup de justesse le savant qui a peut-être le mieux étudié la croissance, le docteur P. Godin[1] — que l'enfance est cette période de la vie extra-utérine qui évolue entre deux reproductions, celle dont l'enfant émane et celle qui émanera de lui, la première immédiatement suivie, la seconde immédiatement précédée par une élaboration embryonnaire.

C'est donc une période de vie agénitale, mais c'est avant tout une période de développement moral — dont nous n'avons pas à nous occuper ici — et de croissance physique. Celle-ci présente des variations ethniques, individuelles, pathologiques, etc., qui rendent assez délicate son étude. Il est cependant possible d'établir des données générales qui pourront fournir une base solide à l'appréciation de tel ou tel cas spécial.

Une première difficulté se présente : en anthropologie, comme en médecine, on se trouve constamment en présence d'individualités, de faits particuliers, de cas isolés, et non de lois générales. En admettant qu'on puisse dégager celles-ci avec une approximation suffisante par des observations en nombre considérable — on pourra toujours faire l'objection qu'elles ne représentent que

[1] *Comptes rendus de l'Academie des sciences* 13 avril 1911.

des moyennes individuelles, de ne valoir que pour les séries à l'aide desquelles elles ont été établies. Cette objection est parfaitement valable théoriquement. Mais au point de vue pratique, elle ne mérite pas de nous arrêter, car elle serait stérilisante au plus haut degré. Les notions générales se vérifieront rarement dans leur totalité chez un même enfant, mais elles permettront cependant d'apprécier dans une certaine mesure si le développement physique de celui-ci est satisfaisant ou non.

Dans le présent travail, la plus grande place a été donnée à la méthode graphique. Il ne saurait être question, en un très petit nombre de pages, d'exposer complètement et de discuter les travaux antérieurs, encore moins de défendre des idées personnelles.

Du moins les indications bibliographiques citées ici, permettront-elles au lecteur d'approfondir tel ou tel point qui pourrait attirer plus spécialement son attention.

Les courbes qui accompagnent notre étude seront utilisées surtout par les médecins. Or le médecin, et surtout le praticien, a d'autres préoccupations que de s'arrêter longuement sur des tableaux de chiffres, sur des séries de mensurations et d'errer dans le domaine de la science pure, alors que son existence professionnelle est faite des applications les plus immédiates de celle-ci. Il s'imposait donc de conserver une forme brève, précise, et seule la méthode graphique le permettait.

Nos courbes sont, dans une certaine mesure, des tracés originaux, en ce sens que s'il a été tenu compte, pour leur établissement, des travaux antérieurs, une large part a été faite à des observations personnelles. Sans doute, la progression du poids du nouveau-né a été très attentivement étudiée par de nombreux auteurs en raison de l'intérêt qu'elle présente pour la surveillance de la santé du nourrisson. Mais c'est peut-être bien le seul élément du développement physique de l'enfant sur lequel on ait publié d'importantes statistiques et des chiffres en nombre considérable — et les études relatives à la croissance de l'enfant sont en nombre relativement restreint.

Je n'ignore pas les recherches de Bouchaud[1], d'Odier[2], de Qué-

[1] *Thèse de Paris*, 1864.

[2] La loi d'accroissement du nouveau-né. *Thèse de Paris*, 1868.

telet[1], de Luigi Pagliani[2], de Bowditch[3], d'Axel Key[4], de Georges Carlier[5], de Bastien et Henry[6], de Franz Daffner[7], de Dally[8], de Monti[9], de Geissler et Ulitzch[10], de Camerer[11], d'Emile von Länge[12], de Paul Godin[13], de Ley, de Variot et Chaumet[14], de Weissenberg[15], de Stratz[16], de Belot[17], etc., etc.

Parmi ces travaux, les uns ont trait à l'ensemble du développement de l'enfant, les autres seulement à quelques points particuliers, beaucoup aux adolescents seulement. Leur nombre n'en reste pas moins assez réduit comparativement à ce qui a été publié sur l'anthropométrie de l'adulte et c'est ce qui me permet ici de sortir un peu du cadre d'une revue générale ou d'une banale mise au point de publications antérieures.

Les médecins qui se sont occupés de pathologie infantile ont divisé l'enfance en diverses périodes sur lesquelles, il faut le reconnaître, l'accord n'est pas très exactement fait. *Première enfance, petite enfance, seconde enfance, moyenne enfance, grande*

[1] *Anthropométrie*. Bruxelles, 1871.

[2] *Alcuni fattori dello sviluppo umano*. Turin, 1876. — *I fattori della estatura umana*. Rome, 1877. — *Bulletin de la Société d'anthropologie de Paris*, 20 déc. 1877. — Études anthropologiques. *Congrès intern. des sciences anthropologiques*, 1878.

[3] The Rate of growth in height, in the two sexes. *The Boston Medical Journal*, 1872. — On the growth of children. *Eight Ann. Report State Bonad of Health of Massachussets*, 1877, p. 276.

[4] Die Pubertätsentwickelung..... *X^e intern. med. Kongress in Berlin*, 1890.

[5] Recherches anthropologiques sur la croissance. *Mémoires de la Société d'anthropologie de Paris*, 2e série, t. IV, 1892.

[6] Recherches sur la croissance de l'homme. *Association française pour l'avancement des sciences*, 1904.

[7] Das Wachstum des Menschen, 1897, 2e édit., 1902.

[8] *Bulletin de la Société d'anthropologie de Paris*, 1872, p. 832. — Article « Croissance », in *Dictionnaire encyclopédique des sciences médicales*, 1879.

[9] Das Wachstum des Kindes von der Geburt bis einschliesslich der Pubertät. Vienne, 1899.

[10] *Jahresbericht der Anatom. und Physiol.*, 1890.

[11] Das Gewichts und Langenwaschstum des Menschen. *Jahrbuch f. Kinderheilkunde*. 1901. — *Ibid. — des Kindes*, 1906. *In* Handbuch f. kinderkeilk. v. Pfaundler und Schlossmann.

[12] Die Gesetzmässigkeit in Längenwachstum des Menschen. *Jahrbuch der Kinderheilkunde*, märz, 1903.

[13] *Recherches anthropométriques sur la croissance des diverses parties du corps*, 1903. — *Les proportions du corps pendant la croissance*, 1910.

[14] Tables de croissance des enfants parisiens de un à seize ans. *Académie des sciences*, janvier 1906. — *Ibid. Société de pédiatrie*, 20 février 1908.

[15] Die Körperproportionnen des Neugeborenen. *Jahrb. f. Kinderheilkunde*, 1906. — Das Wachstum des Kopfes und des Gesichtes. *Jahrb. f. Kinderheilkunde*, 1908. — Das Wachstum des Menschen nach Alter, Geschlecht und Rasse, Stuttgart, 1911.

[16] Der Körper des Kinder und seine Pflege. Stuttgart, 1909.

[17] *Thèse de Bordeaux*, 1913.

enfance, etc., sont des termes qui ont un sens variable et une durée différente suivant les auteurs. La grande enfance englobe presque toujours la puberté, ce qui est une erreur grave. La puberté représente peut-être la période la mieux différenciée de l'existence et mon excellent ami, R. Cruchet, de Bordeaux, l'a parfaitement indiqué en lui faisant une place à part dans sa *Pratique des maladies des enfants* et en la définissant : « Toute la période de la croissance qui s'étend de douze à quinze ans chez la fille et de quatorze à dix-huit ans chez le garçon, et qui comprend la série des modifications d'ordre physique ou psychique qui ont pour effet de transformer l'organisme de l'enfant en un organisme nouveau, qui est celui de l'adolescent. » Au point de vue anthropométrique la puberté a été admirablement étudiée par le docteur P. Godin, dont les recherches ont éclairé d'une façon définitive l'évolution somatique pendant cette période de la vie.

Sans insister sur la différenciation nette de la puberté d'avec l'enfance, on ne saurait contester qu'au point de vue pathologique, il soit utile d'établir des points de repère et des divisions artificielles. La seule condition nécessaire est de s'entendre sur leur sens exact. Au point de vue anthropologique, le vieil aphorisme de Leibniz : NATURA NON FACIT SALTUS, garde toute sa valeur et le développement physique de l'enfant présente simplement des phases de rapidité plus ou moins grande, qui varient avec chaque sujet, avec chaque année, avec chaque époque de l'année, et qui subissent à un haut degré : l'influence des conditions de race, de sexe, d'hérédité, de milieu, d'alimentation ; l'action des maladies infectieuses intercurrentes[1], celle de l'hypotrophie (Variot), du rachitisme, de la scrofulose, etc., etc.

Pour apprécier le développement du corps de l'enfant, les principaux éléments à envisager sont :

L'accroissement du poids. L'accroissement de la taille. L'accroissement du périmètre thoracique. Le rapport de ces trois éléments ou coefficient de robusticité. Le rapport de la taille au poids. La dentition. Le moment où se font les premiers pas. L'époque de la fermeture de la fontanelle antérieure. Les proportions du corps. L'apparition des caractères sexuels secondaires.

[1] Cf. AUBOYER. De la croissance et de ses rapports avec les maladies aiguës fébriles de l'enfance et de l'adolescence. *Thèse de Lyon*, 1881.

ACCROISSEMENT DU POIDS

L'élément d'appréciation le plus apparent et le plus banal de la croissance est l'augmentation du poids avec l'âge; c'est presque uniquement à lui — à tort d'ailleurs parce que le poids seul ne peut renseigner exactement sur la croissance — qu'on s'adresse pour surveiller le développement de l'enfant pendant ses douze ou quinze premiers mois.

Trois courbes sont utiles pour indiquer la progression moyenne du poids chez l'enfant.

I. — La première sera tracée pour indiquer l'accroissement mensuel du poids pendant la première année (diagramme 1) :

Naissance	3.250 gr.	7 mois	7.250 gr.
1 mois	3.500 —	8 mois	7.650 —
2 mois	4.500 —	9 mois	8.000 —
3 mois	5.200 —	10 mois	8.350 —
4 mois	5.750 —	11 mois	8.700 —
5 mois	6.250 —	12 mois	8.950 —
6 mois	6.750 —		

II. — La seconde traduira l'accroissement moyen du poids pendant les deux premières années (diagramme 2) :

Naissance	3.250 gr.	12 mois	8.950 gr.
3 mois	5.200 —	15 mois	9.700 —
6 mois	6.750 —	18 mois	10.300 —
9 mois	8.000 —	24 mois	11.350 —

III. — La troisième courbe est celle de l'accroissement moyen du poids de l'enfant, de un à treize ans révolus (diagramme 3) :

Naissance	3.250 gr.	7 ans	18.500 gr.
1 an	8.950 —	8 ans	20.500 —
2 ans	11.350 —	9 ans	22.800 —
3 ans	13.000 —	10 ans	25.000 —
4 ans	14.000 —	11 ans	27.900 —
5 ans	15.500 —	12 ans	30.800 —
6 ans	17.000 —	13 ans	35.000 —

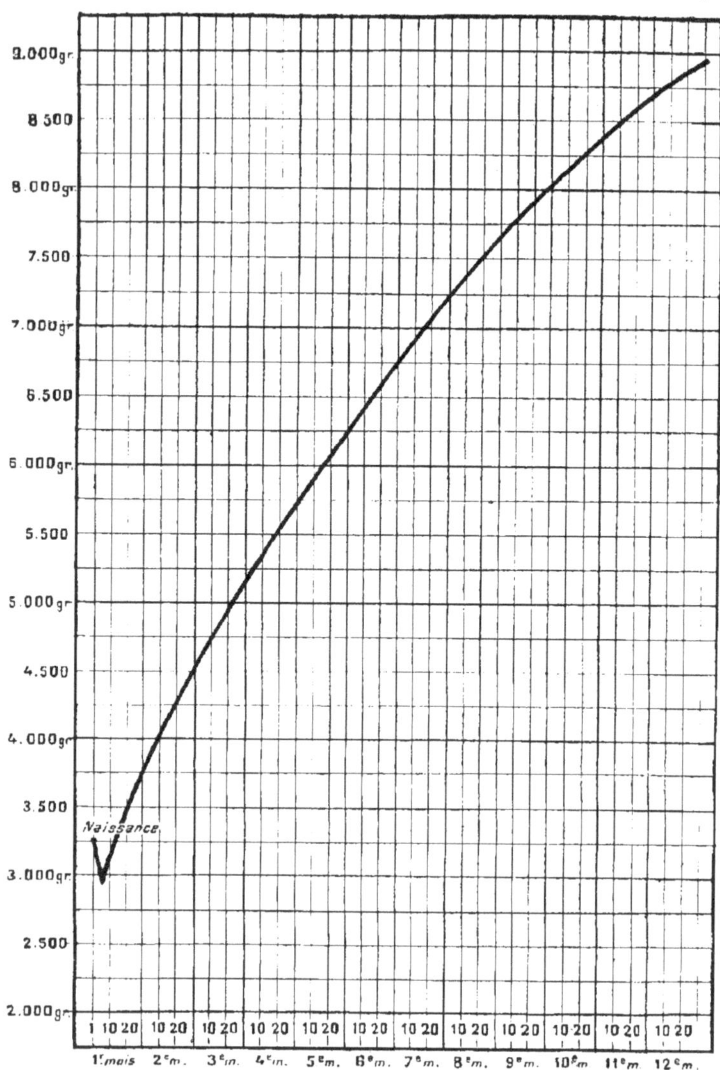

Fig. 1. — Accroissement du poids de l'enfant pendant la première année. Courbe moyenne.

(Garçons = courbe de poids dans son ensemble un peu plus élevée ; Filles = courbe de poids dans son ensemble un peu moins élevée que cette courbe moyenne.)

Ces chiffres traduisent des *moyennes*. Pour les garçons, jusqu'à la dixième année, le poids est habituellement un peu supérieur à la moyenne et, pour les filles, un peu inférieur à celle-ci ; de dix à

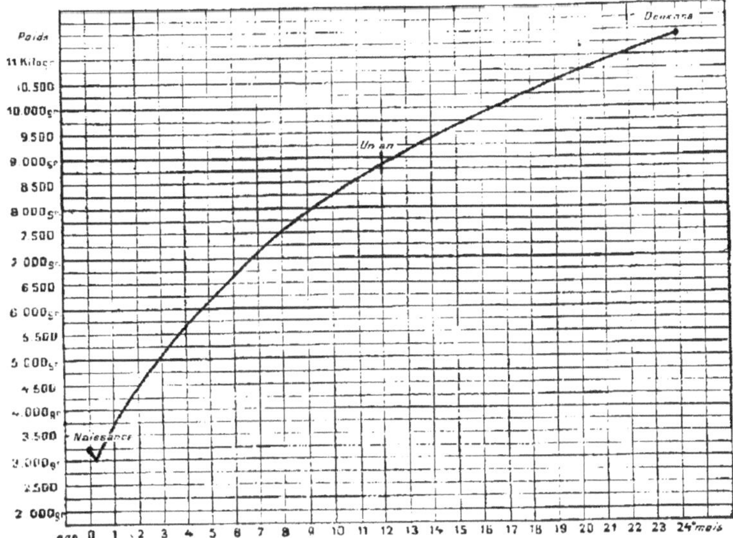

Fig. 2. — Accroissement du poids de l'enfant pendant les deux premières années. Courbe moyenne.

(Un peu inférieure pour les garçons ; un peu trop élevée pour les filles.)

treize ans, c'est généralement l'inverse. Mais les variations individuelles sont beaucoup plus étendues que les variations sexuelles, et l'établissement d'une double série de chiffres — masculine et féminine — n'apporterait pas une précision sensiblement plus grande que la courbe unique donnée ici.

Cf. diagramme 3 à la page suivante.

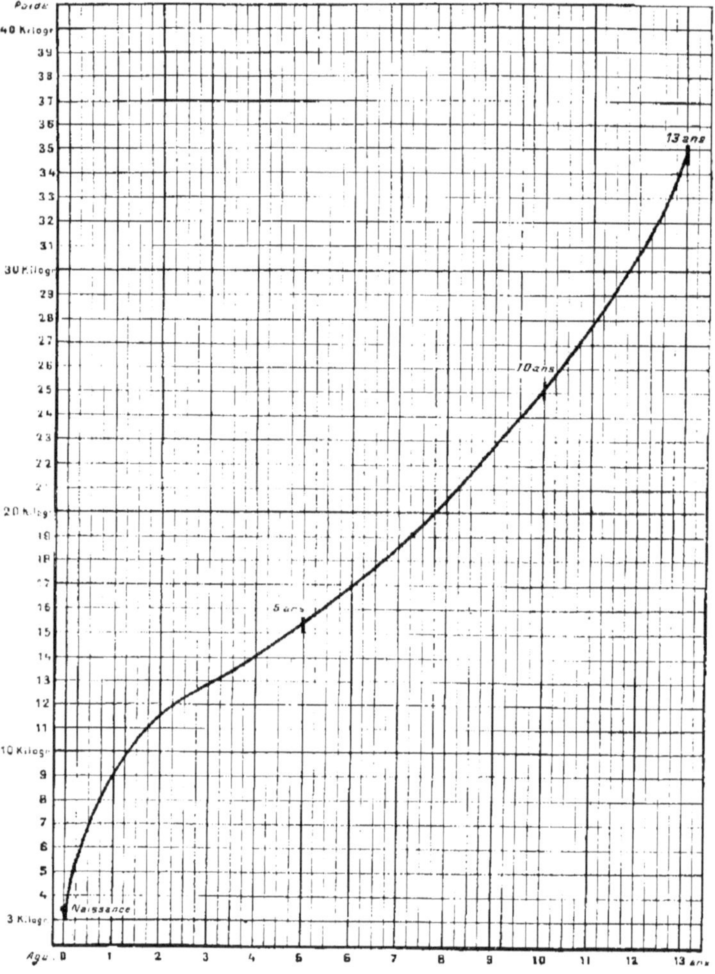

Fig. 3. — Accroissement du poids de l'enfant de un à treize ans révolus. Courbe moyenne.

(Jusqu'à dix-onze ans, le poids des garçons est un peu supérieur et le poids des filles un peu inférieur à cette courbe moyenne : de dix à treize ans, c'est généralement l'inverse.)

ACCROISSEMENT DE LA TAILLE

La taille se détermine de la façon suivante :

Le sujet est placé debout sur un plan horizontal résistant, non appuyé contre un plan vertical, les bras pendants, la paume de la main regardant en dedans, les doigts verticaux, les talons joints et le regard horizontal. On mesure dans cette position la hauteur du vertex au-dessus du sol[1] et pour ce faire, on se sert d'un *anthropomètre* ou d'une *toise*, ou plus simplement d'une équerre appuyée contre le chambranle d'une porte, contre un mur, contre une cloison verticale et d'un double mètre. Pas de chaussures. Cheveux flottants pour les filles.

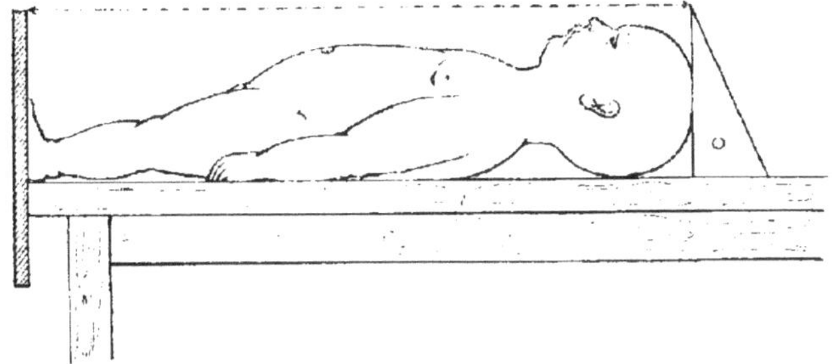

Fig. 4. — Schéma d'un dispositif simple et pratique pour mesurer la taille couchée des tout jeunes enfants.

Chez le nourrisson, et jusqu'à l'âge de deux ans, la taille debout ne peut être mesurée que très difficilement et avec fort peu de précision. On mesure donc la *taille couchée*. Sur une table rectangulaire est fixée une planchette verticale X. Les pieds de

[1] Entente internationale pour l'unification des mesures anthropométriques sur le vivant. *Congrès d'anthropologie de Genève*, septembre 1912.

l'enfant couché viennent appuyer contre elle. Le corps est bien étendu sur la table. Une équerre Y y est appuyée contre le sommet de la tête. La distance X Y est mesurée avec une règle graduée ; elle indique quelle est la taille de l'enfant (fig. 4).

Il est à remarquer que l'organisme acquiert pendant l'enfance la plus grande partie de sa taille, autrement dit, de son développement squelettique en hauteur. Nombreux sont les sujets qui s'arrêtent de grandir peu après treize ans ; d'autres terminent leur croissance en hauteur pendant la puberté ; quelques-uns la continuent jusqu'à la fin de l'adolescence.

Faut-il rappeler les principaux facteurs qui conditionnent l'évolution de la taille : influences ethniques, conditions de vie, de milieu et d'alimentation, rôle des glandes à sécrétion interne, plus spécialement le corps thyroïde et l'hypophyse, etc. ?

Le diagramme 5 indique la progression moyenne de la taille pendant les treize premières années de la vie :

Naissance	0m,50	7 ans	1m,10
1 an	0m,67	8 ans	1m,16
2 ans	0m,77	9 ans	1m,21
3 ans	0m,85	10 ans	1m,26
4 ans	0m,92	11 ans	1m,31
5 ans	0m,98	12 ans	1m,36
6 ans	1m,04	13 ans	1m,40

Il va sans dire que l'accroissement de la taille pendant l'enfance est soumise, pour une part, aux influences ethniques. Celles-ci sont-elles très accentuées? la courbe moyenne tracée sur le diagramme sera trop basse pour les enfants appartenant à une race de grande taille et se trouvera correspondre à des chiffres trop forts pour les enfants dont la race est caractérisée par une petite taille.

Malgré le nombre élevé des observations de ce genre qu'il m'a été possible de faire, je ne peux apporter, sur ce point, des précisions et je me bornerai — pour faciliter les corrections à faire subir à la courbe moyenne — à donner ici deux cartes indiquant la prédominance des petites tailles et des hautes tailles dans l'ensemble de nos départements français. Ces cartes ont été établies d'après une remarquable étude de J. Deniker[1] et d'après

[1] La taille en Europe. XXXIe *Congrès de l'Association française pour l'avancement des sciences*, Lyon, 1906.

les recherches que j'ai poursuivies, il y a une dizaine d'années, avec mon ami regretté Victor Turquan. Elles permettent de rete-

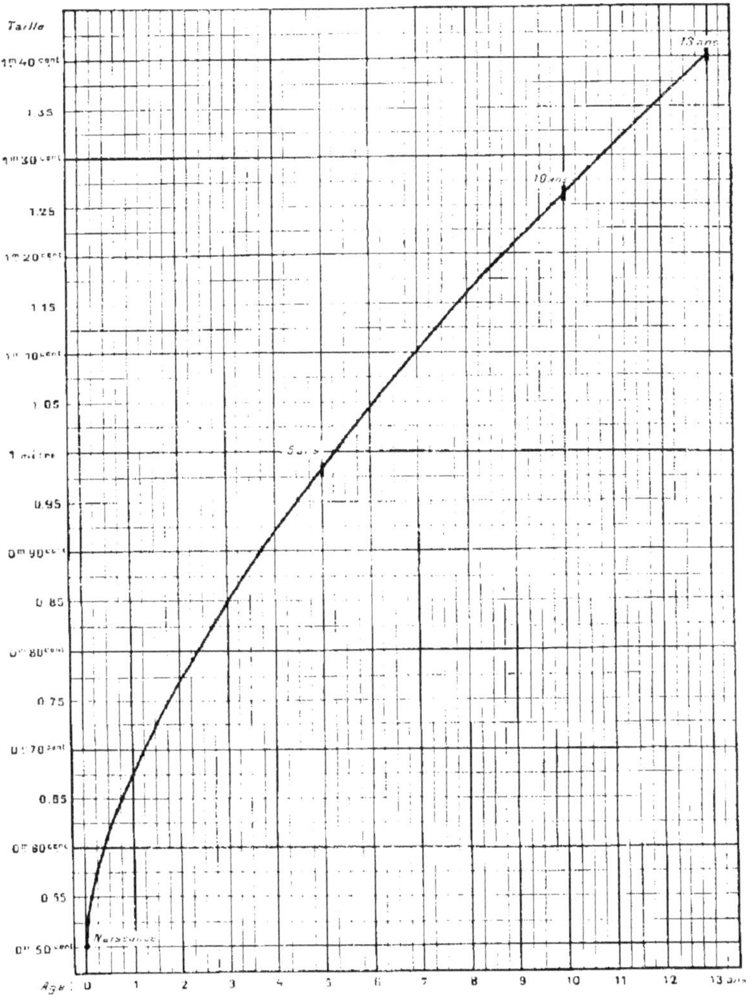

Fig. 5. — Accroissement de la taille de la naissance à treize ans révolus. Courbe moyenne.

nir qu'en France, les petites tailles se groupent à l'ouest et au sud d'une ligne réunissant Cherbourg et Marseille. Les grandes tailles — qui sont, comme le fait très justement remarquer Deniker, des « moyennes tailles » mesurant 1m,650 à 1m,675 — restent à l'est de cette ligne.

La région alpine, l'arrondissement de Trévoux et la partie orientale de Saône-et-Loire, les arrondissements de Rouen, Le

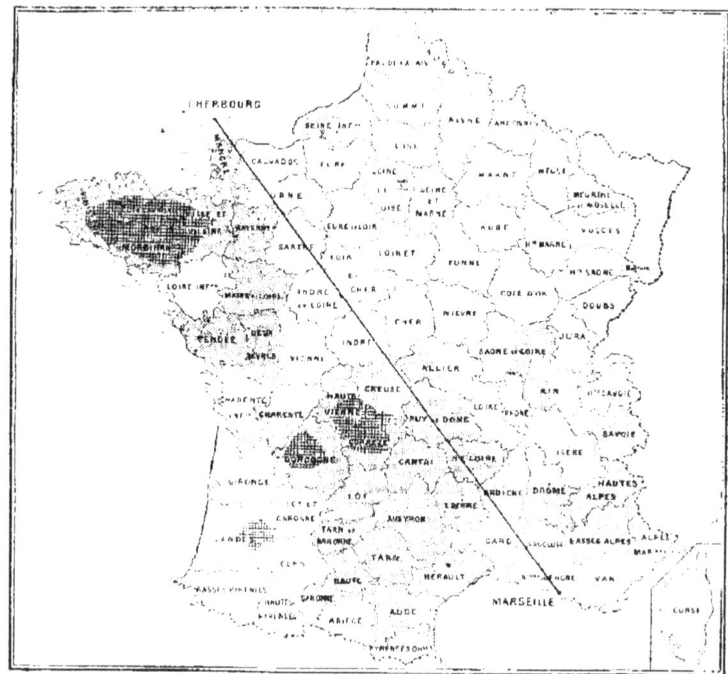

Fig. 6. — Gris clair : prédominance de petites tailles ; Gris foncé : maximum de petites tailles ; Blanc : autres départements.

Havre, Yvetot, dans la Seine-Inférieure, forment des enclaves de petites tailles dans cette zone de tailles élevées qui présente quelques points où la taille est maxima : département du Doubs, arrondissements de Saint-Dié et de Neufchâteau, moitié est de la Marne, Pays de Gex, Isère, Région basque[1].

[1] Collignon. La race basque. *L'Anthropologie*, 1894, p. 276. — *Ibid.* Anthropologie du sud-ouest de la France. *Mémoires de la Société d'anthropologie de Paris*, 1895.
Deniker. La taille en Europe. *Association française pour l'avancement des sciences*. Congrès de Lyon, 1906.
Cf. Mayet et Bouchereau. Géographie anthropologique du département du Rhône. *Bulletins et mémoires de la Société d'anthropologie de Paris*, 16 novembre 1905.

Les petites tailles sont au maximum dans le centre de la Bretagne, dans le Limousin, le Périgord, l'est des Landes. Des enclaves de tailles élevées sont représentées par les départements de l'Indre-et-Loire, de la Vienne et la partie nord de la Charente ; par la région pyrénéenne et le littoral méditerranéen, enfin par une grande partie du département de la Gironde.

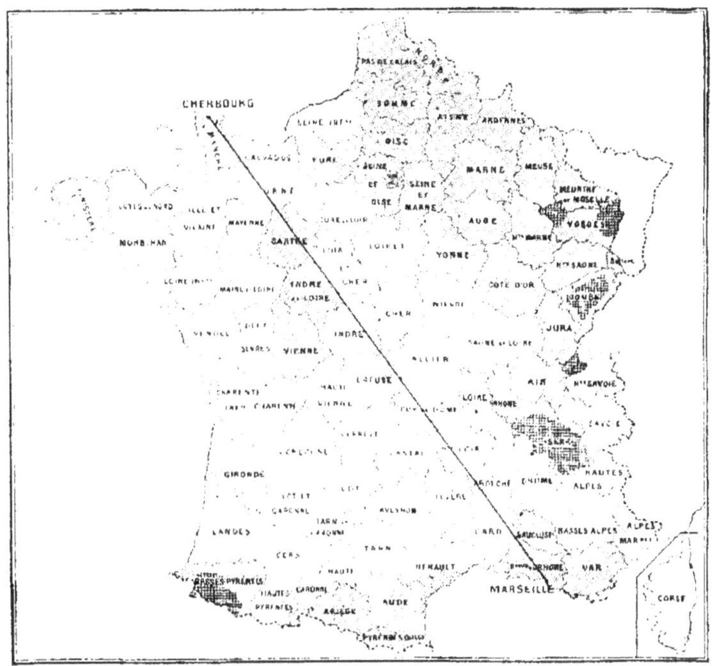

Fig. 7. — Gris clair : prédominance de tailles moyennes et grandes ; Gris foncé : maximum de grandes tailles ; Blanc : autres départements.

Les quelques notions, relatives à la répartition de la taille humaine en France, qui précèdent seront suffisantes dans le plus grand nombre de cas pour donner au facteur ethnique la part qui lui revient dans l'appréciation de la taille de l'enfant.

ACCROISSEMENT DE LA CIRCONFÉRENCE THORACIQUE

Les quelques auteurs qui ont publié des séries de périmètres thoraciques mesurés chez l'enfant n'ont pas suivi une technique identique : c'est ainsi que MM. Cruchet et Sérégé[1] se sont repérés sur la base de l'appendice xyphoïde, que d'autres ont relevé le périmètre axillaire, etc.

Il est assez délicat de rapporter ces données numériques à celles fournies par la mensuration de la circonférence de la poitrine faite habituellement au niveau des mamelons (ou immédiatement en dessous des seins, quand ils existent chez les filles) avec un ruban métrique inextensible. En arrière, le ruban métrique passe immédiatement au-dessous de l'omoplate. L'enfant est debout, les bras tombant sans raideur le long du corps. On prend la moyenne du périmètre en expiration forcée (dégonflement maximum de la poitrine) et en inspiration forcée (gonflement maximum), car il est difficile d'obtenir chez l'enfant le périmètre au stade moyen de la respiration. C'est ainsi qu'ont été prises les mensurations utilisées pour tracer la courbe du diagramme 8.

Désormais, il conviendra pour la mensuration de la circonférence thoracique de se conformer au texte de la Commission internationale pour l'unification des mesures anthropométriques sur le vivant — réunie à Genève, en septembre dernier, à l'occasion du XIVe Congrès international d'anthropologie : la circonférence thoracique est mesurée dans un plan horizontal passant par la base de l'appendice xyphoïde; prendre la moyenne des mesures notées à l'inspiration et à l'expiration, ou bien faire la mesure dans l'état intermédiaire entre l'inspiration et l'expiration.

[1] Cruchet et Sérégé. L'évolution clinique du foie chez l'enfant normal. *Gazette hebdomadaire des sciences médicales de Bordeaux*, 5 avril 1908.

Il convient de remarquer que :

1° Les différences entre les circonférences thoraciques, axillaire et xyphoïdienne, atteignent parfois 2 p. 100 et plus ;

2° Les différences entre la circonférence thoracique mesurée au niveau des mamelons et la circonférence thoracique mesurée au niveau de la base de l'appendice xyphoïde n'atteignent pas en moyenne 1 p. 100 — par suite ces dernières différences ne sauraient modifier sensiblement la courbe que j'ai tracée en tenant compte dans une certaine mesure des recherches publiées jusqu'ici et en relevant les mensurations que j'ai prises personnellement du périmètre thoracique en ces quinze dernières années — mensurations qui dépassent le nombre de deux mille. Cette courbe moyenne de l'accroissement de la circonférence thoracique ne sera modifiée vraisemblablement que dans de faibles limites par des statistiques plus nombreuses. Elle correspond aux chiffres suivants :

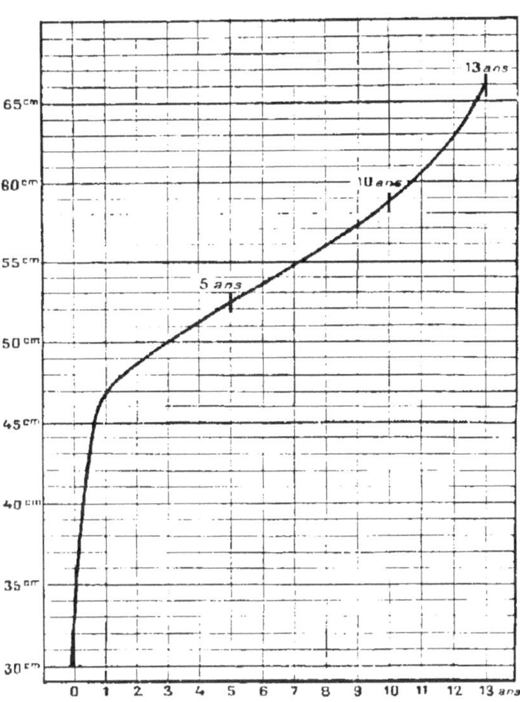

Fig. 8. — Accroissement de la circonférence thoracique, de la naissance à treize ans révolus. Courbe moyenne.

Naissance	0m,30	7 ans	0m,55
1 an	0m,47	8 ans	0m,56
2 ans	0m,485	9 ans	0m,57
3 ans	0m,50	10 ans	0m,585
4 ans	0m,51	11 ans	0m,605
5 ans	0m,525	12 ans	0m,63
6 ans	0m,535	13 ans	0m,66

COEFFICIENT DE ROBUSTICITÉ

Le rapport de la taille, du poids et de la circonférence thoracique, permet d'enregistrer des données intéressantes pour l'appréciation du développement physique moyen de l'enfant et vient apporter une base exacte, solide à cette appréciation.

Voici bientôt sept ans que j'ai pensé qu'il pouvait y avoir un réel avantage à utiliser, pour les enfants destinés à être envoyés en colonies scolaires de vacances, le calcul du coefficient de robusticité appliqué par les médecins militaires aux jeunes gens présentés aux conseils de révision.

La formule du médecin-major Pignet [1] est généralement employée : on soustrait du chiffre de la taille exprimée en centimètres, la somme du poids (en kilogrammes) et du périmètre thoracique (en centimètres). Le chiffre obtenu exprime, dans une certaine mesure, la valeur de la constitution de l'homme examiné.

Chez l'enfant, j'ai employé [2] cette formule à peu près semblable :

$$\text{Taille} - \left[\text{Poids} + \frac{\text{Cir. th. insp.} + \text{Circ. th. exp.}}{2}\right] = \text{C. R.}$$

et déterminé, en 1906, le coefficient de robusticité d'après 1.250 observations et 5.000 mensurations prises chez des enfants de sept à treize ans. Depuis, j'ai relevé de nombreuses autres séries

[1] Pignet. Valeur numérique de l'homme. *Bulletin médical*, 27 avril 1901. — *Ibid.* *Archives médicales d'Angers*, août-octobre 1900.

Corcelle. De la valeur du coefficient de robusticité Pignet... *Thèse de Bordeaux*, 19 février 1904.

Cf. aussi Mackiewicz. De l'emploi des mensurations du corps pour la fixation d'un minimum de robusticité... *Bulletin médical*, 1er mai 1807.

[2] Lucien Mayet. La valeur moyenne du coefficient de robusticité chez les enfants de sept à treize ans, d'après 1.250 observations et 5.000 mensurations. *XXXVe Congrès de l'Association française pour l'avancement des sciences*, 1906. *Comptes rendus*. — *Ibid.* *Province médicale*, 29 septembre 1906.

Cf aussi Gabriel Calvet. Le coefficient de robusticité applicable aux enfants. *Bulletin de la Société médico-chirurgicale de l'Ardèche*, janvier 1907.

de mensurations qui ont confirmé des chiffres fournis par les précédentes.

Il est intéressant de remarquer que les chiffres ainsi obtenus se trouvent concorder parfaitement avec ceux que donne le calcul du coefficient de robusticité à l'aide de la taille moyenne, du poids

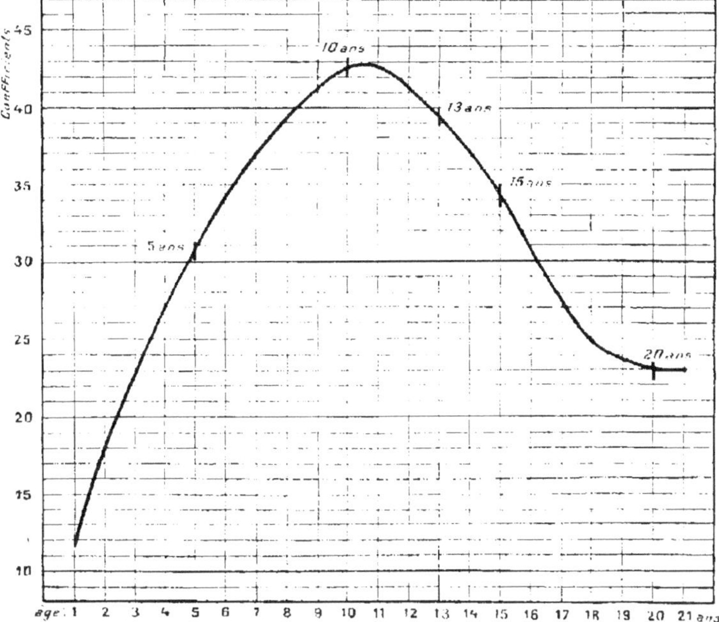

Fig. 9. — Variations du coefficient de robusticité de un à vingt et un ans. Courbe moyenne.

(Plus le chiffre du coefficient de robusticité est élevé au-dessus de la moyenne, plus la constitution est faible ; plus le chiffre est bas, plus l'enfant a une constitution forte.)

moyen et du périmètre thoracique moyen fixés pour chaque âge.

Le diagramme 9 donne la courbe moyenne du coefficient de robusticité de un an à vingt et un ans, obtenue en superposant la courbe théorique tracée d'après le rapport des données exprimées par les diagrammes 3, 5, 8 et la courbe expérimentale résumant mes observations personnelles.

En jetant un coup d'œil sur cette courbe du diagramme 9, on peut constater que du chiffre 12 (coefficient à un an) le coefficient de robusticité atteint le chiffre 30 à cinq ans et, à dix-onze ans, son maximum, voisin de 43. A quinze ans, il est redescendu à 35 pour se rapprocher de 23-24 à l'âge de vingt et un ans (coefficient de robusticité moyen chez les conscrits).

Chez les garçons, le coefficient moyen se tient à un chiffre un peu inférieur à celui de la courbe moyenne; chez les filles, il est traduit par un chiffre un peu supérieur, sans toutefois que l'écart excède plus de trois ou quatre unités.

En dehors de ces variations, qu'on pourrait appeler physiologiques, *la constitution de l'enfant est d'autant plus mauvaise que le chiffre obtenu est plus élevé au-dessus de la moyenne.*

Au-dessous de cette moyenne, *la constitution est d'autant meilleure que le chiffre obtenu est plus faible.*

Sans vouloir donner au coefficient de robusticité chez l'enfant plus d'importance qu'il n'en mérite, j'ai la conviction que le médecin peut lui demander d'utiles renseignements soit, par exemple, pour confirmer l'impression défavorable donnée par un enfant chétif, soit au contraire pour orienter dans un sens plus favorable un pronostic tout d'abord pessimiste. Cet élément d'appréciation peut n'être pas négligeable pour décider une cure climatérique, ou une saison thermale, ou un séjour à la mer, voire même l'orientation vers tel ou tel genre de vie.

En tout cas — les faits pathologiques, telle par exemple l'obésité précoce, mis à part — le coefficient de robusticité, avec ses trois éléments (taille, circonférence thoracique et poids) donne une base d'appréciation de la constitution de l'enfant bien préférable au simple rapport de la taille au poids.

RAPPORT DE LA HAUTEUR AU POIDS DU CORPS $\frac{P}{H} = R$

Le coefficient de robusticité établi avec les trois éléments — taille, poids, circonférence thoracique — peut paraître un peu compliqué et s'est heurté aux objections, plus théoriques que réelles, de certains auteurs.

Le rapport de la taille au poids du corps est plus simple, plus rapide à établir et met en évidence la dysharmonie de la croissance mieux que la simple constatation d'un poids inférieur et d'une taille supérieure à la moyenne, ou inversement.

Calculer ce rapport c'est implicitement déterminer le *poids* (en grammes) d'*un centimètre* de la taille de l'enfant.

Les séries d'enfants chez lesquels nous avons pu l'établir ne sont pas assez considérables pour donner une courbe régulière de la progression de ce rapport suivant l'âge, aussi nous a-t-il paru nécessaire de tracer à côté de cette courbe qu'on pourrait appeler expérimentale, la courbe théorique qui donne une moyenne certainement plus exacte :

	Observations personnelles.	Rapport théorique.		Observations personnelles.	Rapport théorique.
Naissance . . .	65	65	7 ans	168.6	171
1 an.	133.4	133	8 ans	176.2	180
2 ans	147.4	148	9 ans	189.8	191
3 ans	151.9	153	10 ans	199	202
4 ans	153	156	11 ans	214.6	216
5 ans	158.1	159	12 ans	224.5	230
6 ans	159.5	164	13 ans	250	250

La courbe (diagramme 10), tracée d'après les chiffres ci-dessus, répond à cette question : quel est le poids moyen, suivant l'âge, de un centimètre de la hauteur du corps de l'enfant ?

Le professeur Bouchard a calculé chez l'homme adulte âgé de

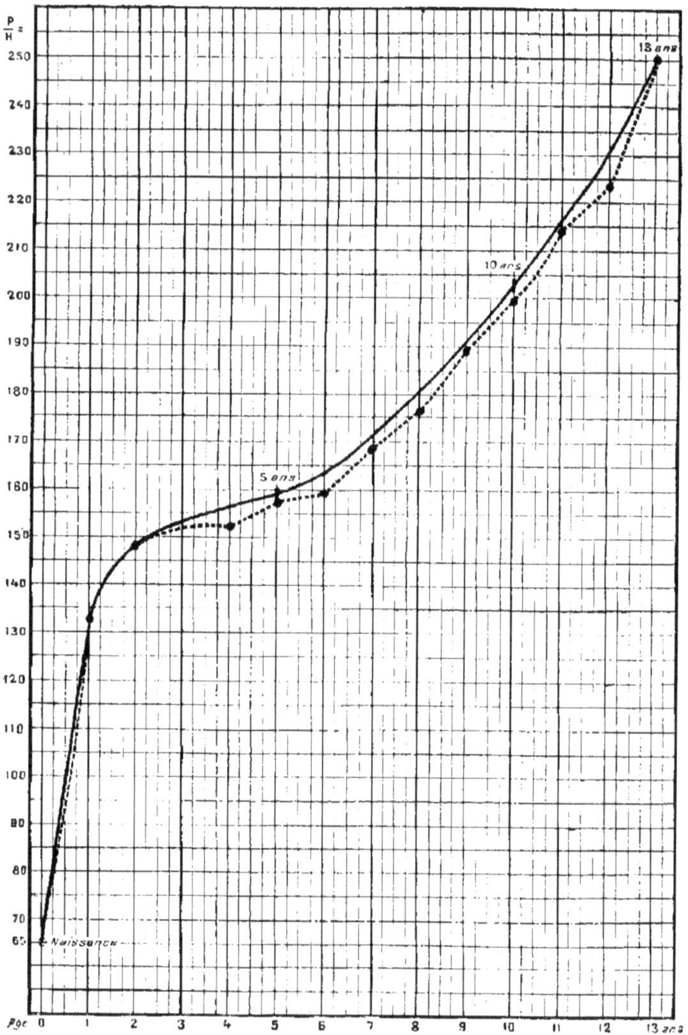

Fig. 10. — Cette courbe donne la valeur numérique moyenne du rapport $\frac{P}{H}$. Jusqu'à dix ans, cette courbe moyenne se trouve être tracée un peu basse pour les garçons, un peu élevée pour les filles : après dix ans, elle est un peu haute pour les garçons et un peu basse pour les filles.

Le quotient de $\frac{P}{H}$ indique en grammes le poids moyen de 1 centimètre de la hauteur du corps. Trait plein : courbe théorique moyenne ; trait pointillé : courbe d'après le relevé des fiches de mensuration de l'auteur.

trente-cinq à quarante-cinq ans cette même relation du poids avec la taille et a trouvé comme quotient de $\frac{P}{H}$ un chiffre voisin de 4[1], c'est-à-dire que le segment anthropologique normal, haut de un décimètre, pèse environ 4 kilogrammes. Chez l'homme fait, le centimètre de taille aurait donc comme poids moyen 400 grammes.

Le rapport numérique du poids à la taille $\frac{T}{P}$ offre moins d'intérêt que le précédent pour l'étude du développement physique de l'enfant. Je ne fais que le mentionner ici en indiquant l'intérêt que les médecins d'enfants — plus spécialement M. Variot — accordent à la *dissociation de croissance* dans l'atrophie et l'hypotrophie infantiles : l'abaissement du poids par rapport à la normale est, le plus habituellement, plus élevé que l'abaissement de la taille..... Mais cette question de l'hypotrophie infantile n'entre pas dans le cadre très nettement limité de la présente étude.

1. Bouchard. *Traité de pathologie générale*, t. III.

DENTITION

L'évolution de la dentition conduit à distinguer dans l'enfance trois périodes, qui se différencient non seulement par les modifications dentaires, mais par une véritable transformation de l'organisme, dont les observateurs ont été de tout temps frappés.

1° Une première phase, assez courte, répond à l'absence de dents et à l'éruption de dents de lait; l'enfant est un nourrisson à tête volumineuse, à front bombé, à grands yeux, à nez aplati, à cou large, à membres courts, à corps aux formes arrondies (muscles peu développés, graisse sous-cutanée abondante), avec thorax démesurément élevé et peu large, ventre volumineux. Chez le nourrisson, remarque P. Godin, le buste représente les 66 centièmes de la hauteur totale du corps.

2° Une seconde phase est celle de la dentition temporaire — soit approximativement de deux à sept ans — ou *enfance proprement dite*, que Stratz appelle avec beaucoup de justesse *enfance neutre* (par opposition à la période suivante ou enfance bisexuelle), pendant laquelle s'atténue la disproportion entre le buste relativement long et les membres relativement courts; l'enfant prend le corps élancé avec une tête toujours relativement volumineuse, conservant le front bombé, un visage rond et plein, de grands yeux, un bassin étroit, avec, comme conséquence, la projection du ventre en avant et en dehors des crêtes iliaques.

3° La dernière phase correspond à l'éruption des dents permanentes qui se continue pendant la puberté. Celle-ci se prépare au cours de cette période où deviennent apparents les caractères sexuels secondaires.

1° CHRONOLOGIE DE L'ÉRUPTION DES DENTS TEMPORAIRES

(*Dentition de lait ou dentition caduque*)

MACHOIRE SUPÉRIEURE

8e 24-26 mois	5e — 12-13 mois	7e — 18 mois	3e — 9 mois	2e — 8 mois		3e — 9 mois	7e — 18 mois	5e — 12-13 mois	8e 24-26 mois
M	**P**	**C**	**I**	**I**	**I**	**I**	**C**	**P**	**M**
Molaire droite	Prémolaire droite	Canine droite	Incisive latérale droite	Incisives centrales ou médianes		Incisive latérale gauche	Canine gauche	Prémolaire gauche	Molaire gauche
M	**P**	**C**	**I**	**I**	**I**	**I**	**C**	**P**	**M**
8e — 24-26 mois	6e — 12-13 mois	7e — 18 mois	4e — 11 mois	1e — 7 mois		4e — 11 mois	7e — 18 mois	6e — 12-13 mois	8e — 24-26 mois

MACHOIRE INFÉRIEURE

2° CHRONOLOGIE DE L'ÉRUPTION DES DENTS PERMANENTES

(*Dentition définitive*)

MACHOIRE SUPÉRIEURE

[19-25 ans]	12-14 ans	6 ans	12 ans	10-11 ans	12 ans	8 ans-8 ans 1/2	7 ans		8 ans-8 ans 1/2	12 ans	10-11 ans	12 ans	6 ans	12-14 ans	[19-25 ans]
[M_3]	**M_2**	**M_1**	**P_2**	**P_1**	**C**	**I**	**I**	**I**	**I**	**C**	**P_1**	**P_2**	**M_1**	**M_2**	**[M_3]**
Troisième molaire droite	Deuxième molaire droite	Première molaire droite	Deuxième prémolaire droite	Première prémolaire droite	Canine droite	Incisive latérale droite	Incisives centrales		Incisive latérale gauche	Canine gauche	Première prémolaire gauche	Deuxième prémolaire gauche	Première molaire gauche	Deuxième molaire gauche	Troisième molaire gauche
[M_3]	**M_2**	**M_1**	**P_2**	**P_1**	**C**	**I**	**I**	**I**	**I**	**C**	**P_1**	**P_2**	**M_1**	**M_2**	**[M_3]**
[19-25 ans]	12-14 ans	6 ans	12 ans	10-11 ans	12 ans	8 ans-8 ans 1/2	7 ans		8 ans-8 ans 1/2	12 ans	10-11 ans	12 ans	6 ans	12-14 ans	[19-25 ans]

MACHOIRE INFÉRIEURE

L'évolution de la dentition répond donc à des modifications autrement considérables que la simple éruption des dents : c'est dire que les troubles de celle-ci ne sont souvent qu'un symptôme de troubles évolutifs profonds de tout l'organisme.

Les notions relatives à l'éruption des dents temporaires et des dents permanentes sont résumées par les deux tableaux de la page 23.

PREMIERS PAS

Le moment où l'enfant fait ses premiers pas est à signaler ici parce que l'apparition de la marche traduit le développement du système nerveux central moteur, de l'appareil d'équilibration, des muscles et de leur support squelettique. On sait l'époque tardive à laquelle marche l'enfant ayant eu des troubles gastro-intestinaux pendant la première année ; celle plus éloignée encore à laquelle marchent les enfants rachitiques ou ceux victimes de maladies infectieuses au cours du premier âge, etc.

Normalement : les premiers pas précoces se font à onze-douze mois ;

Les premiers pas moyens à douze-treize mois ;

Les premiers pas tardifs à quatorze-seize mois.

Les enfants nourris au sein marchent plus tôt que ceux élevés au biberon ; les filles marchent plus tôt que les garçons, et les jumeaux plus tardivement que les autres enfants.

Au delà de seize mois, le retard de la marche doit être considéré comme pathologique.

FONTANELLE ANTÉRIEURE

La fontanelle antérieure se ferme normalement vers quinze-seize mois, alors que dans l'hypotrophie infantile cette soudure des os du crâne antérieur n'a lieu qu'à deux, trois, quatre ans, et que, dans le rachitisme, elle est encore plus tardive.

PROPORTIONS DU CORPS CHEZ L'ENFANT

Au fur et à mesure que l'enfant grandit, les différents segments du corps s'accroissent, mais ils ne le font pas d'une façon uniforme. Il en résulte que les proportions du corps se modifient considérablement suivant l'âge de l'enfant.

Il serait très désirable que des recherches d'anthropométrie infantile soient faites, avec une méthode rigoureuse, précise et complète, telle, par exemple, celle que P. Godin a appliquée à l'étude anthropométrique de la puberté et de l'adolescence. Le sujet n'a tenté que peu d'anthropologistes et ceux-ci n'ont apporté que des résultats partiels. La majorité des documents publiés l'ont été surtout en vue de leur utilisation par les artistes et n'ont pas une précision suffisante au point de vue scientifique.

La hauteur de la tête est l'unité de comparaison généralement adoptée. Mais les auteurs sont loin d'être d'accord sur les résultats que donne l'application de ce module.

Richer[1] — qui se réfère surtout aux données numériques de Quételet — admet qu'à un an la hauteur du corps a quatre fois la hauteur de la tête, proportion que Gottfried Schadow[2] et Otto Geyer[3] regardent comme appartenant au nouveau-né. Une hauteur égalant cinq fois celle de la tête serait atteinte à quatre ans pour Richer et à deux ans pour les deux autres auteurs. Six fois la hauteur de la tête serait une stature réalisée à neuf ans pour Richer, à sept ans pour Schadow et à cinq ans pour Geyer.

Stratz résume, dans le tableau suivant, les proportions successives du corps de l'enfant d'une façon exacte :

[1] *Canon des proportions du corps humain*, p. 94 : La hauteur de la tête est comprise dans la hauteur du corps : 4 fois à 1 an ; 5 fois à 4 ans ; 6 fois à 9 ans ; 7 fois dans l'adolescence ; 7 fois 1/2 chez l'homme adulte.

[2] *Polyklet oder von den Massen des Menschen nach dem Geschlecht und Alter*, 1834.

[3] *Der Mensch*, 1902.

Age.	Hauteur de la tête.
Nouveau-né	4 fois
1 an	4 1/2
2 ans	5
3 ans	5 1/4
4 ans	5 1/2
5 ans	5 3/4
6 ans	6
7 à 9 ans	6 1/4
10 ans	6 1/2
11 ans	6 3/4
12 ans	7 fois

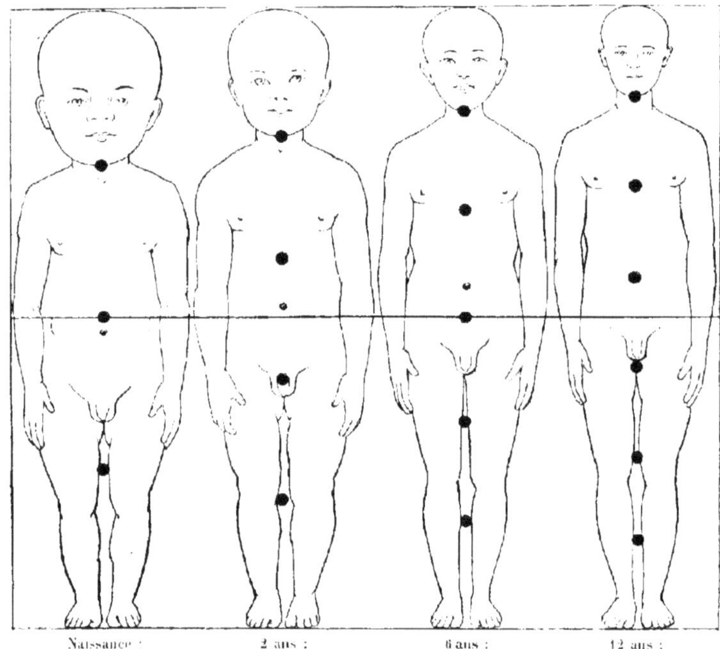

Naissance : 4 hauteurs de tête. — 2 ans : 5 hauteurs de tête. — 6 ans : 6 hauteurs de tête. — 12 ans : 7 hauteurs de tête.

Fig. 11. — Proportion du corps de l'enfant à la naissance, à deux ans, à six ans et à douze ans (d'après STRATZ).

Ligne médiane du schéma = milieu du corps.

Le schéma (fig. 11), dessiné d'après le même auteur, exprime sous une forme moins abstraite ces mêmes données.

Entrer dans le détail de l'accroissement relatif des différentes parties du corps dépasserait de beaucoup le cadre du présent travail, et je me bornerai à remarquer ici :

Que le nombril, qui chez le nouveau-né se trouve placé dans la moitié inférieure du corps, ne tarde pas à passer dans la moitié supérieure et s'élève de plus en plus au-dessus de la ligne de hauteur médiane du corps : chez le nouveau-né, la hauteur sous-

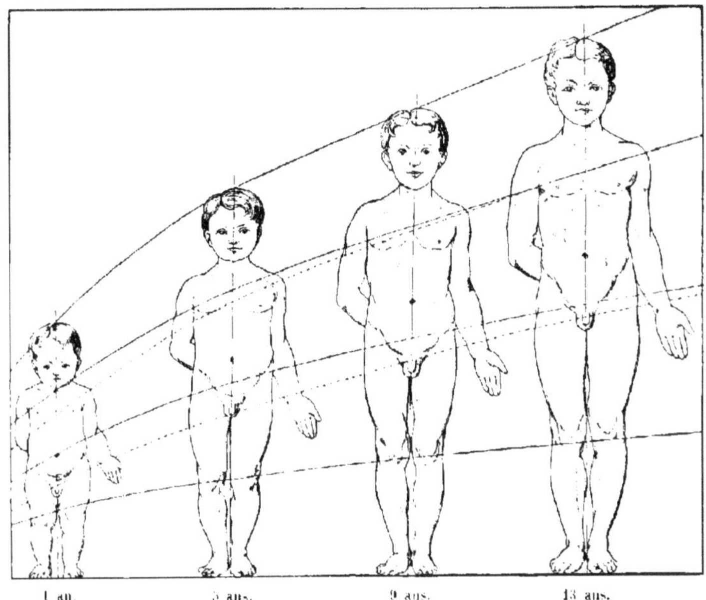

Fig. 12. — Proportions du corps suivant l'âge (d'après QUETELET).

ombilicale : H = 0m,23 et la hauteur sus-ombilicale : h = 27 pour une taille de 0m,50.

à 3 ans,	H = 0m,47 ;	h = 0m,44	pour une taille de 0m,91
à 5 ans,	H = 0m,59,5 ;	h = 0m,46,5	— 1m,06
à 8 ans,	H = 0m,71,5 ;	h = 0m,55,5	— 1m,27
à 10 ans,	H = 0m,79 ;	h = 0m,58	— 1m,37
à 11 ans,	H = 0m,82 ;	h = 0m,60	— 1m,42
à 12 ans,	H = 0m,87 ;	h = 0m,63	— 1m,48
à 13 ans,	H = 0m,91 ;	h = 0m,91	— 1m,54

(Chiffres de DAFFNER.)

Que le pubis est au-dessus de la ligne bitrochantérienne chez le nouveau-né ; au-dessous de celle-ci ensuite ;

Que la grande envergure est habituellement un peu inférieure à la taille chez le nouveau-né ; à cinq ans, elle devient égale à celle-ci, reste telle pendant la fin de l'enfance et devient plus grande lors de la puberté. P. Godin donne les chiffres suivants : à la naissance, la grande envergure = 92 millièmes 4, de la taille ; à six ans et demi, 101 millièmes ; à seize ans, 103 millièmes [1] ;

Que, contrairement au schéma de Stratz (fig. 11), proportionnellement à la taille, la cuisse change très peu, tandis que le tibia double de longueur de zéro à quinze ans et demi ; au membre supérieur, on constate le même phénomène : l'avant-bras allonge proportionnellement de plus d'un tiers de sa longueur en passant de zéro à quinze ans et demi et, pendant ce temps, l'allongement *relatif* du bras est insignifiant (P. Godin) ;

Que le développement de la tête est moins rapide que celui de la taille : il décroît régulièrement pendant toute la durée de l'enfance, décroissance *relative* qui conserve un certain rapport avec l'accroissement du reste du corps [2] ; que — pour un même âge et dans un même milieu — les filles ont la tête plus petite que les garçons [3] ;

Que le nez — aplati, surtout à sa racine, chez les jeunes enfants — se développe principalement lors de la période de différenciation sexuelle, c'est-à-dire après la septième année.

[1] Le docteur Paolo Riccardi, de Modène, a donné — dans *Bulletin des sciences médicales de Bologne*, série VI, t. XVIII, 1886 — les chiffres suivants :

Age.	Taille.		Grande envergure.		Différence.		Rapport.	
	G.	F.	G.	F.	G.	F.	G.	F.
4 ans. . . .	97.4	96.3	94.6	93.2	2.8	3.1	96.9	96.8
6 ans. . . .	110	109.8	108.7	108.4	1.3	1.4	98.1	98.7
8 ans. . . .	119.6	118.4	119.5	117.4	0.1	1	99.9	99
10 ans. . . .	128.7	127.9	128.4	127.1	0.3	0.8	99.6	99.2
12 ans. . . .	140.3	139.5	140.1	140	0.2	—0.5	99.9	100.3
14 ans. . . .	152.3	148.8	156.7	149.3	—4.4	—0.5	102.6	100.3

[2] Cette « décroissance relative » signifie simplement que le cerveau de l'enfant est, dès la naissance, beaucoup plus près de ses dimensions adultes qu'aucun autre organe et que le crâne qui l'enferme a beaucoup moins à croître que la taille (Godin).

[3] Sur ce point, Cf. Jean Bonnifay. Du développement de la tête, au point de vue de la céphalométrie depuis la naissance jusqu'à l'âge adulte. *Thèse de Lyon*, juillet 1897.

APPARITION
DES CARACTÈRES SEXUELS SECONDAIRES

Pendant les six premières années de la vie, la différenciation sexuelle des enfants est nulle ou à peu près : plus exactement, elle est le résultat artificiel du costume, de l'éducation, etc.

Mais, à partir de sept ans, les caractères sexuels secondaires commencent à se manifester, surtout chez les filles. Les formes féminines se dessinent avec l'élargissement du bassin ; par la rondeur plus accentuée des jambes, de la partie supérieure des cuisses, des fesses, des épaules, des bras ; au visage avec modelé peu accusé contrastant avec un corps plutôt grêle qui s'observent dans les premières années, se substitue un corps plus large, mieux rempli, si l'on peut s'exprimer ainsi, avec des extrémités plus petites, des attaches plus fines et une figure qui se féminise graduellement. Les seins commencent leur évolution, les poils axillaires poussent, puis ceux du pubis, en même temps que la sexualité s'affirme par l'établissement de la menstruation vers la 12e-13e année. Mais à cet âge les filles ne sont déjà plus des enfants et sont entrées dans cette nouvelle phase de leur existence qu'est la puberté.

Chez les garçons, les caractères sexuels secondaires sont plus lents à s'établir et restent longtemps très peu accentués. Ce n'est guère qu'après la treizième année, au seuil de la puberté masculine, qu'ils se différencient nettement. On peut cependant observer, en concordance avec la deuxième dentition, un visage mieux modelé, plus anguleux, le développement du larynx, l'accentuation des reliefs musculaires, etc.

Le garçon n'en reste pas moins plus longtemps enfant — au point de vue de son développement physique — que la fille. Chez lui l'apparition des caractères sexuels secondaires est aussi tardive que le sera l'éveil des fonctions génésiques, la mue de la voix et l'apparition des poils qui caractérisent la puberté.

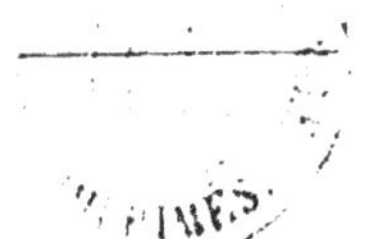

TABLE

—

EVREUX, IMPRIMERIE CH. HÉRISSEY, PAUL HÉRISSEY, SUCC^r

www.ingramcontent.com/pod-product-compliance
Lightning Source LLC
LaVergne TN
LVHW012020160826
845678LV00002B/937
9782329659367